Gérard.

EXPOSÉS

DES

BAINS DE VAPEURS,

Composés pour la guérison des douleurs et maladies de peau.

VERTUS

DU SIROP VÉGÉTAL

Connu pour spécifique dans la maladie du sang et de la lymphe.

VERTUS

DE L'ANTIPHTHISIS

OU

TOPIQUE VÉGÉTAL,

Pour la guérison de la maladie du poumon.

Ces trois remèdes sont composés et administrés par le sieur GERARD, Officier de santé, Boulevard Bonne-Nouvelle, n. 8.

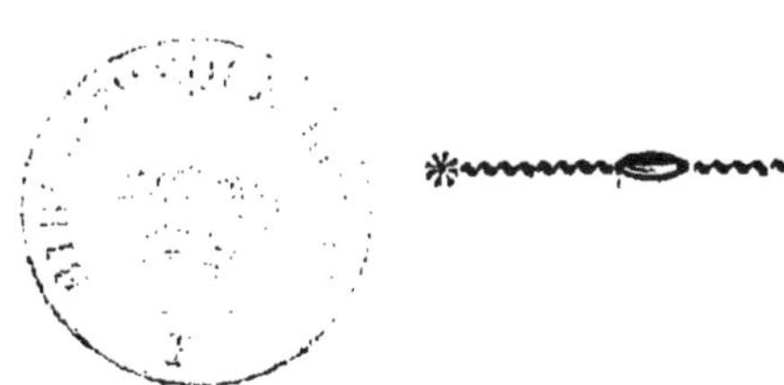

A PARIS.

De l'imprimerie de L.-E. HERHAN, rue du Caire, n° 22.

1816.

BAINS CURATIFS

COMPOSÉS

Par le sieur GERARD,

OFFICIER DE SANTÉ,

Boulevard Bonne-Nouvelle, N° 8,

A PARIS.

Guérir les maladies douloureuses et souvent funestes, par des moyens doux, agréables et restaurans, qui ne privent d'aucune puissance de la vie, n'exigent ni médicamens dégoûtans, ni un régime austère ; suivre les voies de la nature en parcourant une route sûre, qui, évacuant par les pores les humeurs corrompues, fortifie les organes affaiblis et restitue les mouvemens, la santé et la vigueur dans tous les canaux altérés de la vie : tels sont les résultats heureux que le sieur GERARD offre avec confiance au public.

Les expériences sans nombre des effets heureux de ses Bains, étant un témoignage assez convaincant de leurs vertus, doit engager l'humanité souffrante à lui donner une préférence qu'on ne saurait trop apprécier.

L'application de ce remède externe est fondée sur la théorie connue de la transpiration. En effet, dans quel état les fluides sont-ils plus propres à être absorbés, si ce n'est dans celui de vapeur ? Cette assertion n'a pas besoin de tout le développement et de toutes les preuves de nos auteurs les plus célèbres ; quoiqu'ils disent que la transpiration est le plus grand et le plus prompt secours que les malades peuvent attendre de la Médecine, qu'en usant des moyens propres à faciliter cette sécrétion, on parvient à maîtriser la goutte et toutes les maladies chroniques qui exigent la transpiration : tous les grands maîtres s'accordent à dire qu'en soutenant la transpiration, on prolonge la vie et on évite la caducité.

Le sieur GERARD ose se flatter, d'après vingt années d'expériences sur les maladies cutanées, d'être parvenu (dans le courant d'un mois, par les effets de ses Bains composés), à la guérison radicale de toutes les éruptions qui affectent la figure, sans craindre aucune mauvaise suite ni retour de la maladie, ainsi que les dartres les plus invétérées qui ont résisté à toutes sortes de traitemens ; ce qui sera attesté par nombre de personnes guéries.

Ces Bains ont en outre la propriété de guérir la goutte vague, goutte sciatique, le rhumatisme, la paralysie, la surdité causée par maladie, l'aliénation d'esprit, les humeurs froides, la fausse ankilose, les épanchemens de lait, les suppressions des règles, les affections nerveuses et toutes douleurs provenant de fraîcheurs et traitemens mercuriaux.

Ces Bains ont produit de si grands effets contre ces sortes de maladies, que le sieur GERARD peut, sans craindre, assurer le public qu'il n'est point de remède plus prompt et plus efficace pour opérer les guérisons qu'il annonce.... Cette juste confiance est le résultat heureux d'une multitude d'expériences dont les succès ne peuvent être contestés.

La composition de ces Bains a été reconnue et approuvée par une commission de Médecins préposés par le Gouvernement ; ils sont en outre très-recommandés par nombre de Médecins de la Capitale.

Comme il est de la dernière prudence de dissimuler les fautes qu'on ne peut corriger, je garderais le silence sur toutes les maladies prétendues incurables, si je ne pouvais proposer les moyens d'y remédier ; qu'ils sont les premiers et presque les seuls qu'on doit pratiquer pour la guérison des maladies chroniques, j'entends parler de la transpiration sans laquelle la santé ne saurait être rétablie.

Cette vérité si ancienne, si connue, ayant inspiré à *Sanctorius* le dessein d'étudier la nature et les mouvemens dans différentes espèces de ces maladies, et ayant estimé que la rranspiration était le plus grand de tous les secours qu'elles pouvaient attendre de l'art, il voulut en convaincre le public, en lui donnant ses réflexions sur l'importance de cette idée.... Réflexions qui font l'admiration des hommes les plus éclairés du siècle.

Comme il n'y a que le seul *Sanctorius* qui ait parlé à fond de la transpiration, il est à propos de savoir que ce grand homme admet deux sortes de transpiration, l'insensible et la sensible ; par l'insensible, qui est naturelle et par conséquent la bonne, les humeurs superflues sortent toujours par la voie des pores, quand la nature est libre dans ses fonctions, et par la sensible, les humeurs superflues et corrompues sortent ensemble par la même voie des pores, dès que la nature tombe en défaut, ou qu'elle souffre quelques violences.

Voici quelques-uns de ses aphorismes :

Si l'on boit et mange pendant un jour la quantité de huit livres, il en transpire cinq environ. Quelque singulière que paraisse cette assertion, il n'est pourtant besoin, pour y donner son assentiment, que du seul témoignage de ceux qui passent dix à douze jours sans aller à la selle, et sans être malade.

Les alimens qui ne peuvent pas transpirer, étant indigestes, forment, par le long séjour qu'ils font dans le corps, les obstructions des pores, et qui deviennent la cause de la corruption des alimens, de la lassitude, de l'inquiétude de l'âme et du poids extraordinaire du corps.

La transpiration est d'un grand secours à la chaleur naturelle ; pour remédier à tous ces accidens, et prévenir même la mort, si l'on peut s'exprimer ainsi, en donnant lieu de sortir par les pores, à la vapeur qu'elle fait élever de ces alimens indigestes qui pourraient la suffoquer, la saignée fait quelquefois dans cet état ce que la transpiration fait toujours, mais avec cette différence que la première, en la répétant, affaiblit la chaleur naturelle que la transpiration conserve.

Comme le principal et continuel emploi de la chaleur naturelle, à l'égard des humeurs superflues, consiste à les pénétrer et à les subtiliser pour les chasser par les pores, il est évident que la transpiration est plus considérable que les autres évacuations, par les selles et les urines qui ne se font que de temps en temps.

Le sieur GERARD doit observer que, d'après l'occasion qu'il a eue de connaître exactement la quantité de Bains nécessaire pour les guérisons les plus invétérées qu'il annonce, il estime huit Bains pour la goutte vague : la goutte sciatique, huit à dix ; le rhumatisme, huit à dix ; les éruptions de la figure, de sept à dix ; la paralysie six, pour obtenir quelques effets, et quinze pour la guérison complète ; les dartres, dix à douze ; la surdité causée par maladie, quatre pour obtenir quelques effets, et dix pour la guérison ; les ankiloses, huit Bains ; les affections nerveuses, huit Bains ; les épanchemens de lait, huit à dix ; les suppressions des règles, six à huit, et toutes les douleurs provenant de fraîcheurs et traitemens mercuriaux, six à huit Bains.

NOTA. Le sieur GERARD tient un appartement très-bien disposé pour recevoir son monde ; chaque

personne a sa chambre séparée, bien meublée, et sitôt
le Bain pris, le malade passe dans un lit bien chaud où
il reste environ trois heures, pour maintenir la transpiration.

Ces Bains se prennent de deux jours l'un, depuis
six heures du matin jusqu'à midi, et pour faciliter les
personnes de bureau, depuis six heures du soir jusqu'à
huit heures; s'ils veulent, ils restent dans leur lit toute
la nuit; et ils sont à même, le lendemain, de retourner
à leurs occupations ordinaires.

Phénomènes généraux qui caractérisent la marche des dartres.

(ALIBERT.)

Les Pathologistes indiquent ordinairement sous le
nom de Dartres, des flegmasies cutanées qui affectent
le plus souvent une marche chronique, et qui s'offrent
à l'observation, sous une multitude de formes diverses,
lorsqu'elles commencent à se manifester; on aperçoit
sur la peau un assemblage de petits boutons rouges,
abondans, épars ou réunis, dont l'apparition est an-
noncée par un sentiment de tension très-incommode,
ou d'un prurit plus ou moins violent.

Bientôt ces boutons, d'un suinte, une humeur ichoreuse, se convertissent en légères écailles farineuses,
ou en larges exfoliations épidermoïques; quelquefois

ce sont des croûtes épaisses qui couvrent le siége du mal ; quelquefois aussi la matière de la suppuration agit sur l'appareil tégumentaire , jusqu'à leur entière dessiccation ; dans d'autres cas , ce sont des vésicules remplies d'un fluide séreux et transparent , qui naissent et s'éteignent avec la rapidité de l'érysipèle ; enfin , il est de ces affections dans lesquelles la peau rougit , se tuméfie , et simule tous les phénomènes de l'érythème.

Les dartres se dessinent ordinairement sur le système d'*Ermoïde* , par des éruptions arrondies , et ce phénomène est digne de remarque : les uns forment des cercles réguliers ; plusieurs sont ovales ou semi-lunaires ; d'autres représentent des triangles , des crochets et autres figures bizarres propres à étonner les observateurs.

Quoique les dartres puissent atteindre indistinctement toutes les parties de nos tégumens , chaque espèce paraît néanmoins occuper un siége d'élection aussitôt qu'elle se développe ; la dartre surfuracée ou farineuse attaque de préférence les voisinages des articulations , la face externe des bras et des cuisses , enfin, les endroits contigus aux grandes aponévroses ; la dartre squammeuse s'établit , au contraire , sur les faces internes des extrémités supérieures et inférieures , dans le pli des coudes et des genoux , dans les oreilles près du vagin , non loin des organes où s'opère naturellement quelque suintement ou quelque sécrétion ; on trouve communément la dartre crustacée sur le tissu graisseux des joues ; la rongeante dévore les lèvres, les ailes et la cloison moyenne du nez ; la pustuleuse tourmente pour l'ordinaire le menton, le front et le derrière des épaules.

Souvent les ravages des dartres sont si étendus, que toute la peau se trouve infectée, quelquefois même elles font tomber les cheveux ou en altèrent la couleur ; il est des malades qui sont entièrement chauves par le progrès extraordinaire de ce genre d'affection ; dans d'autres circonstances, la peau s'amincit à un point difficile à décrire, se resserre et simule, à s'y méprendre, les ravages de la brûlure, ensorte que les malades peuvent à peine mouvoir leurs membres et leurs articulations, etc. ; la fonction des exhalans est bientôt interrompue, et l'on conçoit sans peine quelles suites fâcheuses doivent résulter d'un accident aussi triste et aussi déplorable.

Ces éruptions diverses, et qui établissent les caractères des spécifiques des dartres, excitent toujours sur la peau des démangéaisons très-variées, selon l'intensité de leurs effets, les époques et les progrès de leur accroissement ; ces démangeaisons sont très-modérées ou très-violentes, selon le siége de l'affection, et selon que les nerfs sont distribués en plus ou moins grande quantité dans la partie qui en est affectée.

C'est ainsi que dans les dartres farineuses le prurit est presque nul, parce que les papilles de la peau y sont très-peu intéressées ; il est plus vif dans la dartre suintante et la dartre pustuleuse, parce que la peau s'y trouve atteinte de plusieurs points d'inflammation, et que les tégumens sont arrosés d'une matière ichoreuse et accrimonieuse, qui bouche de toutes parts les tubes excrétoires de la transpiration ; il est plus obtus dans les dartres rongeantes, parce que le siége de la maladie est plus profondément situé, etc. Les assauts du prurit viennent par accès, dans certaines saisons ou dans certains momens de la journée ; alors les malades ne sont plus les maîtres de modérer l'impulsion involontaire qui les entraîne ; ils se grattent jusqu'à se déchirer les tégumens avec leurs ongles. Quelquefois il n'y a qu'une seule partie du corps qui soit en souffrance ; mais quelquefois aussi tout le système est en proie à des cuissons dévorantes ; les uns ont la sensation d'un brasier qui les consume ; d'autres éprouvent des élancemens semblables à ceux que causeraient des aiguilles enfoncées dans les chairs ; plusieurs se croyent tourmentés par des insectes, etc. Tandis que la surface des tégumens est ainsi en proie à des affreuses douleurs, le calme règne dans les fonctions intérieures. En effet, les dartreux manifestent un appétit pour les alimens, qui est quelquefois insatiable ; toutes leurs fonctions s'exécutent avec une régularité extrême ; aucune excrétion n'est troublée, hormis celle de l'exhalation : ils ont un violent penchant pour le coït, etc.

Malheureusement les ravages des dartres ne se bornent point à la peau ; ces éruptions funestes rampent aussi sur les membranes muqueuses qui tapissent les fosses nasales, de la bouche, du larynx, etc. L'on voit souvent ces dartres se jeter sur les yeux et altérer ces organes, suivre le trajet auditif et produire la surdité; la vessie en est fréquemment infectée; chez les femmes elles s'échappent en quelque sorte par la voie des fleurs blanches : il est peu d'organes qui s'imbibent avec plus de facilité de leur virus que la matrice, etc.

C'est encore un phénomène très-ordinaire de voir les dartres se compliquer de l'engorgement des glandes, soit à la région cervicale, soit aux aisselles, soit aux aines, etc. ; alors même les malades commencent à tomber dans la langueur et la mélancolie, ils sont minés par une fièvre qui est pour ainsi dire imperceptible; les digestions sont laborieuses; les voies intestinales se remplissent de vents, le sommeil est pénible et souvent interrompu; presque toujours les dartreux se plaignent d'un accablement extrême d'une sorte de somnolence, etc.

A mesure que le vice dartreux fait des progrès, il survient un état de maigreur considérable, le foie et la rate se tuméfient, et lorsqu'on touche le ventre, les malades se plaignent d'une vive douleur; chez certains individus, les extrémités inférieures s'enflent, tandis que chez d'autres elles sont entièrement hémacées.

Insensiblement les dartres arrivent à leur troisième période; les viscères du bas ventre contractent des obstructions inguérissables; il peut quelquefois survenir une infiltration générale dont les effets sont constamment funestes.

C'est particulièremeut dans l'âge avancé , que les dartres éclatent avec une violence extrême ; en effet , l'exhalation est presqu'anéantie chez les vieillards : les vaisseaux n'ont ni la même flexibilité, ni la vigueur que dans la jeunesse ; il est d'ailleurs des individus chez lesquelles la diathèse dartreuse est devenue en quelque sorte une habitude de leur économie ; toutes les humeurs sont pour ainsi dire , imprégnées de ce funeste virus. Beaucoup de personnes le regardent comme le résultat d'un acte dépuratoire de la nature animée ; mais une déperdition si abondante finit par épuiser les forces et par déterminer la mort , et les malades succombent dans une agonie déchirante.

L'expérience justifie depuis long-temps les éloges que l'on donne au sieur GERARD pour la guérison des dartres , procurée par ces Bains de vapeurs composés ; ce médicament exerce l'action la plus énergique sur ce genre d'affection ; il est si pénétrant et si diffusible , qu'il se répand avec célérité dans tous les systèmes lymphatiques ; il excite sans doute une sorte de mouvement fébrile qui ne peut être que favorable ; il réveille l'action tonique du tissu cellulaire , accroît la puissance des propriétés vitales de la peau , et rétablit le plein exercice de la transpiration , etc.

Le régime de vie , les alimens , les boisssons , dont on fait journellement usage , doivent certainement entrer dans le traitement des dartres ; la sympathie particulière de la peau avec les voies digestives, doivent interdire nécessairement tout ce qui peut troubler la marche de la nature ; les viandes salées ou fumées, les ragouts épicés, les liqueurs alcoholiques, les vins spiritueux, donnés dans leur état de pureté, retardent, empêchent ou contrarient du moins la solution naturelle des éruptions dartreuses.

De la Goutte.

La goutte est une maladie très-douloureuse des jointures, causée par l'amas qui se fait dans les glandes qui filtrent un liquide propre à les rendre glissantes, d'une lymphe épaissie qui, venant à se dessécher, cause un tiraillement de ligamens accompagné de douleurs plus ou moins aiguës.

Cette maladie prend par accès, dans l'intervalle desquels le goutteux jouit d'une assez bonne santé ; l'intervalle des accès est le temps le plus propre pour faire des remèdes ; cependant, lorsque les douleurs sont très-vives et insupportables, il convient de donner des soulagemens.

Un préjugé trop généralement adopté a long-temps fait imaginer que la guérison radicale de la goutte était physiquement impossible. C'est un paradoxe impardonnable ; s'il était une vérité, il anéantirait toutes les lois motrices de l'univers.

Le sieur GERARD peut affirmer, d'après des observations suivies sur la guérison de plusieurs goutteux,
que cette maladie chronique est non-seulement suscep-
tible d'une cure palliative, mais d'une guérison radicale; il se flatte que les personnes judicieuses médite-
ront sur les heureux effets obtenus par la transpiration
que produit la composition de ces Bains, et qu'il offre
de multiplier sous leurs yeux, pour prouver qu'ils sont
le moyen le plus prompt et le plus conforme à cette
maladie.

Origine de la Goutte.

Lorsque les organes les plus importans de la conser-
vation de la vie, tels que le cœur, l'estomac, les
poumons sont affectés ou altérés par des excès physiques, affaiblis par des affections morales, leurs fonctions se font mal, leurs forces s'épuisent, et cessent
de remplir l'emploi que la nature leur destine; ils sont
bientôt surchargés d'une abondance d'humeurs âcres,
crues et mal digérées : le sang, au lieu de recevoir un
chyle restaurateur et de se dépouiller de ses récrémens,
s'empâte de matières gluantes et corrompues qui obs-
truent les petits canaux nutritifs; les dernières ramifications des vaisseaux sanguins sont engorgés par des
amas d'humeurs indigestes, ces matières, ne pouvant
trouver un libre passage dans les canaux déjà obstrués,
cessent de circuler, s'arrêtent dans les glandes synoviales autour des membranes capsulaires, forment des

dépôts, s'alcalisent et fermentent, sans cesse échauf-
fées par la chaleur du sujet dans le lieu où les fibres
ont perdu leur force tonique ; elles gonflent les glandes
synoviales tiraillent les ligamens ou membranes ; altèrent les fluides environnantes, rongent et détruisent
les parties les plus solides, et produisent les douleurs
cruelles qui constituent les accès de la goutte et du
rhumatisme qui sont de la même famille.

Si les humeurs s'arrêtent aux pieds, c'est la goutte
podagre ; si elle se fixe sur les cuisses ou aux genoux,
c'est ce qu'on nomme *gonagre ;* si elle s'établit sur les
hanches, c'est la goutte *sciatique ;* sur les épaules,
onagre ; sur les reins, *courbature ;* si elle attaque les
mains, elle se nomme *chiragre ;* tombée dans la vessie,
sans cesse balottée par les urines, elle se coagule, se
dessèche, et s'incrustant au premier fœtus qui lui sert
de noyau, elle y forme bientôt la pierre ; si elle engorge
les muscles voisins des principales bronches nerveuses,
ces nerfs comprimés perdent leur mobilité élastique,
s'échauffent, se crispent et s'irritant au moindre mouvement, produisent les affections nerveuses, maladies
qu'on ne saurait assez soigner et plaindre, puisque,
sans apparence de maladie, on souffre souvent les
douleurs les plus cruelles.

Tels sont ordinairement le principe, la marche et
le caractère qui annoncent la goutte et la plupart des
maladies chroniques.

Si l'on désire savoir positivement quelles sont les

causes premières qui ont produit ces humeurs douloureuses; les voici : MASTURBATION de l'enfance qui
dessèche les premiers sucs de la vie, détruit les forces
digestives, altère le ton des dernières ramifications
vénéneuses, et les dispose à s'engorger; atonie générale des fibres; passions vives de tous genres; longues
fatigues; transpirations supprimées; études opiniâtres
qui absorbent une grande abondance d'esprits vitaux,
en privent les organes digestives, les poumons et les
autres instrumens conservateurs de la vie et de la santé :
de toutes ces légions organiques résultent des mauvais
sucs digestifs et une altération générale et rapide dans
toutes nos humeurs, dont les superfluités alcalisées
deviennent autant de poisons corrosifs qui nous consu-
ment lentement et douloureusement, et abrégent le
terme de notre existence, lorsqu'on néglige d'y porter
les secours les plus convenables.

C'est en vain que les personnes de cabinet, forcées
par leurs occupations à une vie sédentaire, se flattent
de prévenir ou d'adoucir la goutte, à l'aide de quelques
médicamens internes; elles payent chèrement leur erreur, puisqu'un tel moyen, loin d'en détruire les causes
premières, tend à les aggraver; leur esprit même en
est également victime. Il est d'une évidence incontes-
table que nous ne pouvons vivre huit jours de suite
avec le même sang et les mêmes humeurs; c'est de
leur renouvellement continuel que le corps et l'esprit
reçoivent chaque jour des forces nouvelles; c'est par

l'introduction souvent réitérée d'un chyle restaurateur suc le plus pur extrait des alimens, que nos forces physiques et morales sont conservées dans un état de vigueur. Privés de ce suc vivifiant, nos corps exténués languissent, souffrent, s'altèrent et se détruisent : nourris et abreuvés de ces esprits vitaux, les pertes qu'ils éprouvent par ces différentes causes, sont bientôt réparées, nos organes se fortifient, l'esprit se réveille, se ranime, et toute l'économie animale reçoit de nouveaux principes de forces et d'esprit vital.

Or, on ne peut introduire dans tout le corps un chyle bien vivifiant, qu'en détruisant d'abord les causes qui l'altèrent ou le corrompent ; 2° en désobstruant les canaux engorgés qu'il doit parcourir ; 3° en leur communiquant un mouvement salutaire qui rétablisse la circulation dans cette infinité de petits vaisseaux, torrens innombrables qui portent la nutrition, la vie et la santé dans toutes les parties du corps humain.

Éclairé par vingt années d'observations et d'expériences, le sieur GERARD croit aujourd'hui pouvoir dire : Je suis sûr des moyens que j'emploie. Il a vu des personnes perclues de la goutte, au point d'être plongées dans un fauteuil, sans pouvoir ni marcher, ni se mouvoir, être guéries en huit bains des vives douleurs qu'elles éprouvaient, marcher sans autre douleur qu'un sentiment obscur de pesanteur ou de gêne dans les articulations engorgées.

VERTUS ET PROPRIÉTÉS

DU SIROP VÉGÉTAL

Du Sieur GERARD,

Reconnues et approuvées comme spécifiques dans le lues venera, le scorbut, les humeurs froides, les ulcères de la matrice, les maladies bilieuses, et toutes les maladies provenant de l'impureté du sang et de la lymphe.

———

Le grand principe de ce sirop est d'être à la fois diaphorétique et altérant, adoucissant les sels âcres et mordans, et causant leurs évacuations par les urines et la transpiration insensible.

On peut être assuré que ce sirop est très-efficace dans toutes les périodes des maladies ci-dessus énoncées, depuis la plus petite infection jusqu'à la plus invétérée ; il entraîne graduellement par les urines et la transpiration, la matière peccante, et conserve les forces du malade, par les vertus balsamiques qui corrigent toutes les impuretés du sang.

Ce sirop a une grande vertu pour dissoudre les ulcères putrides, les nodosités, les humeurs glanduleuses et toute espèce d'éruptions ; enfin ceux même qui ont laissé faire à ces maladies les plus formidables progrès, et qui sont pour ainsi dire des masses de corruptions, ne doivent point désespérer de se voir guérir, et se tenir assurés que, s'il est encore au pouvoir de l'humanité de les secourir, ce sirop renouvellera leur système et détruira le poison qui le dévore.

Ce sirop a la vertu de guérir radicalement les différens degrés de maladies vénériennes et les humeurs froides dont les enfans héritent de leurs malheureux parens; cet admirable altérant a la vertu de fouiller dans les cellules les plus cachées du système les parties spongieuses et les cavités des glandes; de corriger, d'adoucir et d'émousser l'âcreté des humeurs; d'agir sur les glandes, sur les vaisseaux cutanés; de guérir les tumeurs squirreuses, favorisant en même temps la solidité des chairs, tandis qu'il détruit les sels caustiques, il introduit en leur place un doux balsamique qui adoucit les mucosités.

Ce sirop est très-prompt et très-efficace dans la guérison des ulcères occultes, particulièrement des ulcères dans la matrice qui lui cèdent immanquablement il opère avec un pareil succès dans les maladies des nerfs; il rétablit les organes digestifs.

On peut le donner avec sûreté et avantage aux femmes enceintes, sur la fin de leur grossesse; aux vieillards sexagénaires et aux enfans à la mamelle.

Manière de faire usage de ce sirop.

L'on en prend une cuillerée à bouche dans deux cuillerées d'eau d'orge ou de thé, le matin à jeun, et l'on reste, le moins, une heure au lit ; une pareille dose en se couchant ; continuer ces doses, huit jours ;

La seconde semaine, deux cuillerées matin et soir ;

La troisième semaine, trois cuillerées matin et soir ;

La quatrième semaine, quatre cuillerées matin et soir ;

La cinquième semaine, revenir à trois cuillerées ;

La sixième semaine, deux cuillerées ;

La septième semaine, une cuillerée, et continuer quinze jours de plus, s'il est nécessaire, ayant soin, à chaque dose, d'augmenter l'eau d'orge ou le thé.

Cette dose est pour un adulte ; pour une femme les deux tiers ; pour un enfant au-dessous de huit ans, le tiers.

L'usage de ce sirop n'astreint point le malade à un régime particulier ; cependant l'on observera un bon régime pour accélérer la guérison.

AVIS

Aux pulmoniques.

Les plus terribles conséquences proviennent de méprises, du défaut d'attention et de l'ignorance des symptômes de cette maladie.

Quand on en aperçoit les approches, il faut se con-former aux règles suivantes, offertes par le Sr GERARD aux personnes qui en sont attaquées, et qui, avec l'usage de l'antiphthisis ou topic pectoral, seront sûres de recouvrer bientôt une santé parfaite.

La *Pulmonie* est une maladie de longueur, ou une décadence de toutes les parties du corps, causée par un ulcère de tubercules ou une concrétion du poumon, une empième, une atrophie nerveuse ou cachexie.

Sujet.

Les jeunes personnes, entre l'âge de quinze à trente ans, d'un tempérament délicat, le cou long, les épaules hautes, la poitrine plate, sont sujettes à cette maladie plus que d'autres.

Causes.

Tout le monde sait qu'une inflammation de poitrine finit souvent par un apostume ; conséquemment tout ce qui cause ou dispose à cette maladie, doit être considéré comme pulmonie (le plus souvent elle date son origine d'un rhume négligé) ; d'autres maladies, en gâtant la masse du sang, peuvent aussi produire le même effet ; telles que le scorbut, les écrouelles, les maladies vénériennes, l'asthme, la petite vérole, la rougeole ; les grandes évacuations, comme diarrhée, diabétès, excès de vénerie ou passion amoureuse ; les fleurs blanches ou décharge trop abondante des règles, ainsi que d'allaiter trop long-temps.

Symptômes.

Cette maladie commence ordinairement par une toux sèche qui continue souvent plusieurs mois. Si le malade a des envies de vomir après avoir mangé, il y a encore plus sujet de craindre une pulmonie prochaine : il se plaint alors d'une plus grande chaleur qu'à l'ordinaire ; un mal et oppression de poitrine, particulièrement après avoir pris de l'exercice ; sa salive est salée, quelquefois mêlée de sang ; il est fort sujet à la tristesse, à mauvais appétit ; se trouvent altérés ; le pouls bat assez vite, quoique faiblement, et quelquefois il est plein et dur.

Après cela le malade commence à jeter des crachats d'une matière verte et mêlée de sang ; son corps se dessèche par une fièvre étique, et des sueurs fréquentes se succèdent mutuellement : l'une le soir, l'autre vers le matin ; un relâchement et une grande décharge d'urine deviennent alors très-incommodes, et affaiblissent beaucoup le malade ; il ressent une châleur brûlante dans le creux de la main, et le visage est échauffé après le repas ; les doigts deviennent très-minces ; les ongles tournent en dedans, et les cheveux tombent.

A la fin, les pieds et les jambes s'enflent, les forces

manquent totalement ; une grande difficulté à avaler
et les extrémités du corps glacées démontrent l'ap-
proche d'une mort certaine que le malade croit encore
bien éloignée ; car les phthisique ne se doutent pas
même de leur état, et cette sécurité même est un des
signes pathognomoniques de cette maladie ; ils meurent
presque toujours en faisant des projets de voyage, ou
quelques châteaux en Espagne. O sagesse de la nature !
elle couvre de fleurs le tombeau d'un malade qui, sans
cette heureuse erreur, se livrerait au désespoir.

Observation.

Il n'est point étonnant de voir le public imbu de
l'impossibilité de guérir cette maladie, puisqu'il voit
les riches comme les pauvres en devenir les victimes,
après tous les soins que les gens de l'art (peut-être
appelés trop tard), ont pris pour les sauver.

J'avoue que tous les remèdes internes, que l'on a
administrés jusqu'à ce jour, n'ont produit que très-
rarement les effets salutaires à cette guérison.

Le sieur GERARD, d'après des expériences réitérées,
croit pouvoir assurer les pulmoniques que, s'il est
encore au pouvoir de l'humanité de les secourir, qu'ils
trouveront chez lui un remède externe nommé *antiphthisis* ou *topique pectoral*, pour prévenir et guérir
les maladies du poumon.

VERTUS

DE L'ANTIPHTHISIS,

ou

TOPIQUE PECTORAL

Pour la guérison de la maladie du poumon.

———

Ce précieux remède, composé de simples, est le plus efficace qui ait jamais été découvert pour cette terrible maladie, sans faire usage d'aucun autre remède intérieur; ce grand restaurant, quoique très-souvent un spécifique par lui-même, manque rarement de coopérer, avec une fumigation composée, dans toutes les affections du poumon; leurs vertus combinées dans les pulmonies déclarées (quand on s'y prend à temps, et que l'on persévère avec la confiance que méritent leurs étonnans effets), sont telles qu'aucun malade ne peut, après un court essai, désespérer d'une entière guérison.

L'*Antiphthisis* n'est pas seulement un remède infiniment utile, c'est aussi le plus agréable et le plus commode; il communique ses douces sensations par le moyen de l'absorption, conduisant graduellement et d'une manière effective, à travers les plus fins passages de la circulation, les vertus bienfaisantes des meilleurs pectoraux et restaurans choisis dans le système des plantes.

Le signe sensible de son activité sur le système, est

une petite démangeaison et une transpiration légère sur la partie où elle s'applique ; le malade la porte nuit et jour sur la poitrine, descendant jusqu'au nombril ; et après avoir été portée d'un côté, pendant un mois, on la retourne de l'autre, et on la garde jusqu'à ce qu'elle soit usée ; alors on en applique une autre, et on continue pendant un an entier, quoique le malade se trouve guéri longtemps avant.

Quoique ce remède soit aisé, et qu'il ne soit qu'extérieur, il est néanmoins le plus agréable et le plus souverain de tous ceux que l'on puisse appliquer ou prendre intérieurement ; l'expérience salutaire qu'en fera le malade, convaincra les incrédules.

Effet de la fumigation.

Il n'y a point de doute que l'air est le seul corps qui puisse entrer dans le poumon ; étant rempli d'ailleurs de corpuscules balsamiques et détersifs, il n'est point étonnant qu'il puisse nettoyer, cicatriser, et enfin guérir l'ulcère, en y laissant le baume dont il est chargé, qu'il y charrie sans cesse ; le lait et les autres adoucissans n'ayant tout au plus que la vertu d'adoucir le sang, ne peuvent produire que difficilement les effets nécessaires à la guérison ; cependant le suc nourricier, qui y est distribué, étant d'une nature glutineuse, doit allonger les fibres en s'y unissant, et les réunir ; mais la matière purulente qui y séjourne, et qui se mêle à ce suc, en sépare les parties rameuses et empêche par conséquent cette réunion qui, seule, peut produire la guérison ; au lieu que l'air embaumé, étant dépouillé des parties acides dont il est imprégné, charrie des corpuscules capables d'embarrasser ou d'émousser ceux qu'il y a déjà laissés, ainsi que ceux que le sang y avait portés ; procure une douce circulation dans les fibres de l'ulcère ; entre même dans la masse du sang qui les emporte en circulant ; en corrige les mauvais levains, et par conséquent procure la cicatrice.

Je ne fais que cette courte réflexion, pour ne pas ennuyer le lecteur ; quoi qu'il en soit, je dois assurer le public, qu'ayant guéri plus de cinquante pulmoniques désespérés, dans la ville de Londres, pays où cette maladie est plus commune que partout ailleurs : je ne puis en attribuer la guérison qu'à ces deux expédiens salutaires.

9 782019 261870